ÉTUDE

SUR LES

ÉRUPTIONS ARSENICALES

PAR

CHARLES REBOUL

DOCTEUR EN MÉDECINE

ANCIEN INTERNE DES HOPITAUX DE LYON. — DEUX FOIS LAURÉAT DE L'ÉCOLE DE MÉDECINE

DEUXIÈME PRIX 1874. — PREMIER PRIX 1875

LYON

PITRAT AINÉ, IMPRIMEUR DE LA FACULTÉ DE MÉDECINE

RUE GENTIL, 4

1880

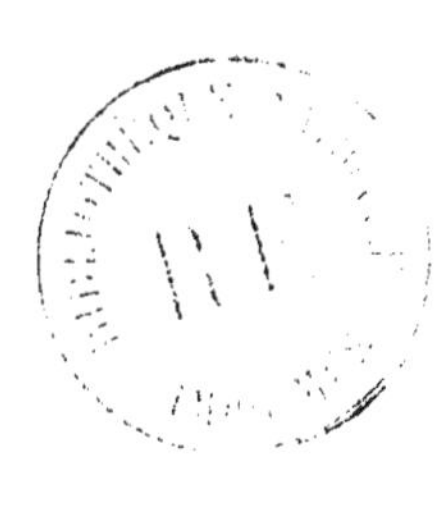

ÉTUDE

SUR LES

ÉRUPTIONS ARSENICALE

LYON. — IMPRIMERIE PITRAT AINÉ, RUE GENTIL, 4

ÉTUDE

SUR LES

ÉRUPTIONS ARSENICALES

PAR

CHARLES REBOUL

DOCTEUR EN MÉDECINE

ANCIEN INTERNE DES HÔPITAUX DE LYON, — DEUX FOIS LAURÉAT DE L'ÉCOLE DE MÉDECINE
DEUXIÈME PRIX 1874 — PREMIER PRIX 1875

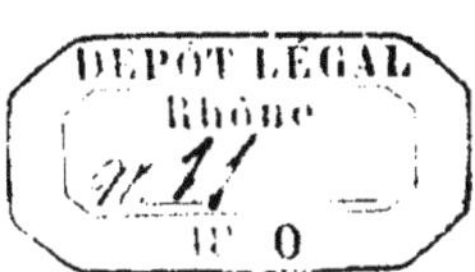

LYON

PITRAT AINÉ, IMPRIMEUR DE LA FACULTÉ DE MÉDECINE

RUE GENTIL, 4

—

1880

ÉTUDE

SUR LES

ÉRUPTIONS ARSENICALES

INTRODUCTION

L'existence des éruptions arsenicales a été souvent controversée. Sans cesse les affirmations des uns ont fait place aux négations des autres, et aujourd'hui, signalées par la plupart des auteurs, elles sont pour un petit nombre encore, chose inconnue. Frappé d'une semblable divergence d'idées, nous nous sommes demandé ce qu'il fallait penser d'une part de l'opinion de Harles, de Trousseau et Pidoux, qui ont nié ces éruptions ; de l'autre, des observations trop nombreuses des médecins homœopathes qui, a-t-on dit, les voyaient partout, les inventaient à plaisir.

Fowler, puis Gendrin, Guibert, Barrier, Desgranges,

Schulze, Kellie, Hortz, etc., avaient déjà observé ces éruptions, leurs variétés de forme et d'aspect. Plusieurs traités modernes les décrivent ; toutefois, aucun ne parle du zona, forme très-curieuse d'éruption pathogénétique, plusieurs fois observée en Angleterre, mais encore très discutée.

En 1876, M. le docteur Perroud publiait dans les *Annales de dermatologie* une observation de zona du petit sciatique, chez un tuberculeux soumis à la médication arsenicale.

Après avoir attiré l'attention sur la rareté du zona du petit fessier, M. Perroud se demande si cette éruption ne serait point un de ces actes nerveux réflexes d'origine pulmonaire qu'il a déjà décrits, ou si on n'a point affaire à un zona arsenical. Devant le petit nombre d'observations que l'on trouve dans la science, ce zona n'est point encore démontré pour le médecin de la Charité. Néanmoins, dit-il, la question présente un intérêt assez grand pour être signalée à l'attention et aux recherches ultérieures.

C'est dans cette voie que nous sommes entré. Déjà pendant notre internat, nous avions eu l'occasion d'observer deux cas d'érythème papuleux, chez des malades soumis à la médication arsenicale lorsque, l'année dernière, un de nos collègues dans les hôpitaux prit un zona du tronc à la suite du traitement par l'arsenic.

Notre maître M. Horand, chirurgien en chef de l'Antiquaille, nous rappelant plusieurs cas anologues qu'il avait observés dans son service, nous fit remarquer l'influence manifeste de l'arsenic sur la production de ces accidents cutanés, et nous inspira l'idée de ce travail.

Aidé de ses bienveillants conseils, nous l'avons entrepris, pensant qu'il était utile d'appeler l'attention sur cette forme d'éruption pathogénétique qui, en France du moins, est encore très peu connue.

On le voit, nous n'avons point la prétention de faire ici une histoire complète des éruptions arsenicales. Plus modeste en notre dessein, nous n'avons eu d'autre ambition que de chercher ce qu'il y avait de fondé dans les assertions des auteurs, afin de savoir quel parti la clinique pouvait en tirer.

Quelques-unes de ces éruptions sont aujourd'hui parfaitement connues, telles que l'érythème, l'urticaire, l'acné, le furoncle. Mais il en est d'autres, telles que l'éruption bulleuse, et le zona, dont l'existence est fort contestée et dont le développement a été rattaché à tort ou à raison à l'action du médicament.

Nous signalerons aussi la pigmentation de la peau que l'on voit survenir dans les mêmes conditions et sur laquelle les auteurs classiques, à part Devergie, ont encore peu insisté.

Quant aux faits avancés par M. Imbert-Gourbeyre, professeur à Clermont-Ferrand[1], nous en parlerons dans le cours de notre travail, ainsi que du chapitre que M. le professeur Gailleton, dans son *Traité des maladies de la peau*, consacre à ce genre d'éruptions.

Il nous sera permis, au début de ce travail, de rappeler dans un court chapitre les éruptions arsenicales connues, autant pour l'intelligence du sujet que pour

[1] *Moniteur des hôpitaux*. 1877. Étude sur quelques symptômes de l'arsenic.

établir le degré de fréquence de ces éruptions en général et de chaque variété en particulier.

Ceci posé, nous parlerons dans un second chapitre du zona arsenical. Après Hunt et Hutchinson, en Angleterre, dont nous rapporterons les observations très intéressantes, nous exposerons les divers cas de zona qui se sont présentés à l'Antiquaille pouvant être rattachés au traitement arsenical.

Après avoir recherché les conditions suivant lesquelles paraissent se produire ces éruptions, nous nous demanderons par quel mode d'action, par quel mécanisme l'arsenic produit des accidents du côté de la peau.

Cette question, on peut le dire, est encore un point obscur dans la physiologie de l'arsenic.

Nous ne nous dissimulons point ses difficultés. Malgré le rôle immense que ce médicament joue en thérapeutique, malgré les travaux nombreux dont il a été l'objet, son action physiologique en général et sur la peau en particulier est encore peu élucidée. Nous exposerons aussi clairement que possible l'état actuel de la science sur la pathogénie de ces éruptions artificielles. Puis nous verrons quelle lumière la physiologie expérimentale peut apporter dans cette question, l'observation et les faits pouvant seuls servir de base aux interprétations et aux théories. Enfin nous terminerons par quelques considérations pratiques.

Qu'il nous soit permis, avant d'entrer en matière, d'adresser à notre excellent maître, M. Horand, nos plus sincères remerciements. Après avoir mis à notre disposition ses recueils d'observations, il nous a toujours guidé de sa profonde expérience et de ses conseils autorisés.

Nous devons exprimer toute notre gratitude à M. Picard, notre savant et dévoué professeur de physiologie : après nous avoir ouvert son laboratoire, il nous a sans cesse dirigé dans nos expériences, aidé de ses lumières et de ses conseils.

Nous remercions enfin M. Cazeneuve, professeur agrégé, qui nous a prêté son bienveillant concours dans nos recherches chimiques ; notre ami et collègue J. Andry, dont le dévouement nous a facilité la tâche, toujours si ingrate, de la traduction des travaux étrangers.

CHAPITRE PREMIER

DES ÉRUPTIONS ARSENICALES EN GÉNÉRAL

Parmi les éruptions artificielles, les unes sont dues à l'action directe des substances sur la peau. Telles sont les éruptions professionnelles que l'on observe chez les ouvriers qui manient les composés arsenicaux, principalement les verts de Scheele et de Schweinfurt. Elles se présentent sur les parties du corps exposées aux poussières arsenicales.

Les autres sont consécutives à l'absorption de la substance et expriment sur la peau une modification, une altération dans la composition même du sang. Ce sont les éruptions provoquées indirectes, les éruptions pathogénétiques de M. Bazin.

Nous passerons sous silence les premières, si bien décrites du reste dans les mémoires très estimés de MM. Beaugrand, Vernois, Chevallier, Follin en France, Hassal en Angleterre, pour ne nous occuper ici que des éruptions consécutives à l'absorption du médicament.

Contrairement à quelques auteurs, nous regardons ces deux genres d'éruptions comme trop différents dans leurs formes et leur origine pour n'en faire qu'une description commune.

Il y a bien des années, pour ne pas dire bien des siècles que ces genres d'éruptions sont connus dans la science. Mais si les médecins de l'antiquité, Dioscoride, Celse, Galien, ont connu les éruptions arsenicales de cause externe, il faut arriver à la renaissance pour voir Forestus signaler les éruptions dans les cas d'empoisonnement par l'arsenic. Baylies plus tard, en 1773, a parlé des manifestations cutanées qui accompagnent souvent l'intoxication arsenicale.

Malgré l'usage criminel dont on en a fait dans tous les temps, malgré le nom tristement célèbre que l'arsenic a occupé dans les annales judiciaires, on le voit, ces éruptions sont jusqu'ici rarement signalées.

L'arsenic est généralement délaissé en thérapeutique, il est tombé dans l'oubli ; c'est un poison, dit Stærk qui, même à faibles doses, est toujours mortel.

Ce n'est que depuis le siècle dernier, lorsque Fowler, Pearson, Harless, Boudin, Cazenave, en répandent de nouveau l'usage, que les observations d'éruptions arsenicales se succèdent dans la science. L'arsenic est réhabilité en thérapeutique et l'on voit Hahnemann, Hunt, Weber, citer de nombreux cas d'éruptions médicamenteuses.

La médecine légale était restée dans l'enfance, car on le sait, ce n'est qu'à partir du xvie siècle qu'elle présente des observations détaillées. Les médecins vivaient encore sous l'influence du temps d'Hippocrate et ce n'est qu'avec hésitation qu'Ambroise Paré ouvre son chapitre sur les poisons. Mais elle aussi a fait ses progrès et bientôt

Christison, Fodéré, Orfila, présentent des observations nombreuses d'intoxication arsenicale avec manifestations cutanées.

En 1813 Fodéré [1] nous dit que l'arsenic à doses médiocres, au delà des doses médicinales enflamme la muqueuse de l'estomac et excite une éruption à la peau. Il a remarqué surtout du prurit, des taches brunâtres et une éruption miliaire.

Bertrand en 1817, parmi les symptômes généraux de l'empoisonnement par l'arsenic, parle des taches noires qui surviennent sur la peau.

Si nous ouvrons le Traité de toxicologie d'Orfila, au milieu d'une série de cas d'intoxication arsenicale nous trouvons de beaux exemples d'éruptions. Dans son observation LXIII, par exemple, il nous dit : « Quatre jours après survint une éruption qui avait l'aspect de petites ampoules semblables à celles que produisent les orties, ou de petits boutons comme dans les affections miliaires. »

En résumant les symptômes de l'empoisonnement par l'arsenic, il ajoute au nombre des manifestations fréquentes : « Une chaleur vive sur tout le corps, démangeaison à la peau qui se couvre de sueurs, l'éruption paraît surtout à la partie antérieure de la poitrine, sous forme de boutons miliaires non vésiculeux, ou de pustules qui ne tardent pas à brunir. Quelquefois cette éruption a l'aspect de petites ampoules semblables à celles que produisent les piqûres d'orties [2]. »

Dans ses expériences sur les animaux, le professeur

[1] Fodéré. *Traité de médecine légale*, 1813.
[2] *Manuel médico-légal des poisons.*

de toxicologie ne mentionne rien du côté de la peau ; cependant chez les oiseaux il a remarqué un degré de congestion marqué avec crispation.

Bien qu'Orfila n'ait constaté que rarement ces éruptions, non seulement leur existence pour lui n'est point douteuse, mais elle constitue un signe important de la présence de l'arsenic dans l'économie.

Toutes les observations que nous citerons encore appartiennent à des observateurs trop distingués, d'une trop grande autorité scientifique pour qu'elles ne soient pas d'un grand poids.

C'est ainsi que le professeur Tardieu, dans son *Traité de médecine légale*, rapporte onze cas d'empoisonnement par l'arsenic avec éruptions variées. Trois fois l'éruption a été pustuleuse, deux fois vésiculeuse, deux fois miliaire; le plus souvent il a constaté l'urticaire et le prurit. Quant au siège, l'éruption occupe de préférence la face et le tronc, quelquefois elle est généralisée. Elle se montre presque toujours dans les formes subaiguës et aiguës de l'intoxication arsenicale. Tandis que dans la première on voit surtout le prurit, l'urticaire, les formes papuleuse et vésiculeuse ; dans la seconde, on remarque surtout les pustules, les éruptions miliaires et les pétéchies.

Nous ne faisons que rappeler ces observations, dont les unes sont personnelles à M. Tardieu, les autres sont puisées dans diverses revues françaises ou étrangères. Les exposer ici serait sortir du cadre que nous nous sommes tracé.

Pour ce qui a trait à la médecine légale, nous nous contenterons d'ajouter que Taylor dans son *Traité de toxicologie* nous parle de l'urticaire arsenicale déjà signalée par Fowler, et que Christison signale le premier l'éruption papuleuse.

Si nous passons maintenant dans le domaine où agit et observe le thérapeutiste, on voit que pour la plupart, les éruptions arsenicales sont chose admise et incontestée. Si Harless, en 1811 [1] et plus tard MM. Trousseau et Pidoux, en nient l'existence ne les ayant pas observées, d'un autre côté, Gendrin, Guilbert, Desgranges, Barrier, etc. parlent tous des éruptions arsenicales et de leurs nombreuses variétés. C'est ainsi que Gendrin [2] parle d'une éruption d'urticaire généralisée, survenue au bout de quarante-huit heures dans un cas d'empoisonnement arsenical.

Tandis que Guilbert et Desgranges regardent l'éruption miliaire comme la plus fréquente, de nos jours, Graves [3], Hutchinson [4], observent de nombreux cas d'herpès chez des malades traités par la liqueur de Fowler pour diverses affections cutanées.

Signalons enfin les taches arsenicales décrites pour la première fois par Devergie en 1854, taches sur lesquelles Biett déjà avait attiré l'attention [5]; puis la teinte brune généralisée que Thomas Hunt avait signalée chez des sujets soumis à l'arsenic depuis longtemps [6].

Je ne terminerai pas ce court historique sans citer l'opinion de quelques dermatologistes modernes. Si ces

1 Harless. *De usu arsenici*. Nuremberg. 1811

2 *Recueil périodique*, 1823.

3 Graves. *Leçons cliniques*.

4 *Médical Times and gazette*, 1859.

5 Journal heddomadaire. 1828. — Observation recueillie chez Biett par Cazenave.

6 Thomas Hunt. *Practical observations on the pathology and treatment of certain diseases of the skin*. London. 1847.

éruptions sont rares, et n'ont point été observées par quelques-uns, je dirai même par quelques-uns de nos maîtres, Rayer nous dit[1] que chez un petit nombre de malades la solution de Fowler a occasionné une légère éruption à la peau, le plus souvent de la nature de l'urticaire.

Girdlestone de Yarmourth, qui le premier parut employer l'arsenic dans les affections de la peau, raconte que chez le second psoriasis qu'il traita par la liqueur de Fowler, il observa, à la dose de 24 gouttes par jour, une rougeur très vive sur tout le corps et érysipélateuse sur la face. Il insiste sur la disparition de l'éruption avec la suspension du traitement. Administrait-il de nouveau le médicament, il voyait réapparaître l'exanthème. Dans un autre cas il remarqua de larges bulles sur les fesses, qu'il n'hésita pas à rattacher à la médication arsenicale.

Je rappellerai enfin un mémoire que publia M. le professeur Gailleton dans le *Journal de médecine de Lyon*, 1867. Après quelques considérations sur l'importance pratique que présente le diagnostic de ces éruptions, le chirurgien de l'Antiquaille énumère les diverses formes qu'il a observées : l'érythème, l'œdème circonscrit, l'urticaire, les papules, les furoncles, les éruptions vésiculeuses, bulleuses et pustuleuses. On y trouve, en résumé, presque toutes les variétés que M. Imbert-Goubeyre avait déjà signalées dans le *Moniteur des hôpitaux*, 1857, et dont récemment[2] il a fait l'objet d'une monographie d'une érudition vraiment remarquable.

[1] *Dictionnaire de médecine et de chir. pratiques.*
[2] *Action de l'arsenic sur la peau.* 1871.

Les renseignements bibliographiques que nous y avons trouvés, nous ont été d'un grand secours dans nos recherches. Si nous admettons avec le professeur de Clermont les nombreuses variétés d'éruptions arsenicales, nous serons loin de les regarder comme aussi fréquentes, témoin le petit nombre de cas observés par nos maîtres dans le service des dartreux à l'Antiquaille. Dans toutes les observations qu'ils ont recueillies, la liqueur de Fowler a été administrée à doses thérapeutiques depuis 10 jusqu'a 60 gouttes par jour. Les éruptions se sont toujours produites à doses élevées, tandis qu'à doses faibles on n'a jamais rien constaté. C'est dire que nous ne nous occuperons pas des éruptions médicamenteuses produites par des doses minimes ou infinitésimales, si tant est qu'elles existent.

Si les éruptions arsenicales ont été mises en doute par quelques auteurs célèbres, c'est qu'elles sont relativement très rares, au moins dans le domaine où observe le thérapeutiste. Nous avons vu au contraire qu'elles étaient très fréquentes dans les cas d'empoisonnements et que pour les médecins légistes, elles étaient même un signe de grande valeur. C'est ainsi que dans Baylies, on lit un cas d'empoisonnement où l'absence de tache est invoquée pour mettre l'arsenic hors de cause[1]. De nos jours Tardieu dans son Traité classique des empoisonnements, sur trente cas qu'il rapporte, a signalé onze fois des éruptions. C'est dire qu'en toxicologie, elles se voient très souvent, eu égard au petit nombre d'empoisonnements.

Nous n'en dirons pas autant des éruptions que l'on

[1] *Pratical essays*. London. 1773.

rencontre en thérapeutique. Là, l'administration de l'arsenic est une chose journalière, et cependant elles sont très rares. Malgré le nombre de malades que l'on soumet dans les hôpitaux au traitement arsenical pour des affections diverses, telles que : fièvres paludéennes, tuberculose, asthme, diabète, chorée etc., c'est exceptionnellement que nos maîtres ont observé ces éruptions médicamenteuses.

La dose employée est généralement de dix gouttes de liqueur Fowler par jour, soit 0,005 gr. d'acide arsénieux. Je me souviens que M. le docteur Faivre, dont j'étais l'interne, me disait qu'il n'avait jamais observé qu'une éruption qui dût être rattachée à l'arsenic, c'était un cas d'érythème avec petites papules, chez un paludéen prenant 60 grammes de liqueur de Boudin par jour.

Dans le service des maladies cutanées à l'Antiquaille, on les rencontre plus souvent, parce que là, l'arsenic est donné à doses plus élevées, jusqu'à 50, 60 et même 70 gouttes de liqueur de Fowler par jour.

C'est alors seulement qu'au milieu des autres signes d'intolérance, embarras gastrique, conjonctivite enrouement etc., apparaissent les éruptions.

Nous voyons ici la vérité de ce que Fodéré disait en 1831, dans son ouvrage de médecine légale : « A doses médiocres et au delà des doses médicinales, l'arsenic excite une éruption à la peau. »

Nous devons ajouter que ces malades présentent en outre des conditions favorables à la production de ces troubles éruptifs, une idiosyncrasie particulière ; le plus souvent, on se trouve en présence d'une diathèse dartreuse que l'arsenic peut mettre en évolution.

Tout ce que nous avons vu jusqu'ici se rencontre dans le traitement par les eaux arsenicales. On sait que les eaux de la Bourboule, aujourd'hui si employées dans la scrofule et les affections dartreuses, telles que le psoriasis et l'ezéma lichénoïde, contiennent de 8 à 10 milligr. d'arsenic par litre. Ces eaux prises *en grande quantité* ont provoqué maintes fois des manifestations du côté de la peau.

M. le professeur Gailleton, dans son *Traité des maladies cutanées*, signale parmi les effets de l'arsenic qu'il a déterminés à l'aide des eaux de la Bourboule transportées : « La chaleur et les démangeaisons à la peau, la rougeur des conjonctives. » Il a dû faire prendre des doses très élevées, jusqu'à deux et même trois litres d'eau minérale par jour, c'est-à-dire 0,020 à 0,030 gr. d'arsenic.

On connaît également l'expérience du Dr Prosnowski qui, prenant tous les jours de l'eau de la Bourboule à doses très élevées, eut une poussée aiguë de furoncles. On sait enfin qu'à la Bourboule, les prosiasiques présentent les taches fauves et brunes de Devergie.

Il résulte évidemment de tout ceci que pour nous, les éruptions arsenicales sont très fréquentes à doses toxiques, à doses massives, qu'on les rencontre quelquefois à doses thérapeutiques élevées. Nous les croyons, au contraire, très rares à doses médicinales ordinaires, et plus rares encore à faibles doses.

Aussi Pendefer en 1819 disait-il déjà : « En général, la dissolution de Fowler donnée à petites doses n'a aucun effet sensible ; quelquefois cependant, elle occasionne des nausées et des coliques, mais sans aller jusqu'à faire vomir et à purger, d'autres fois enfin, elle produit des engorgements de la face, une sorte de bouffissure, de l'inappétence, des douleurs à l'estomac, une légère éruption ortiée[1]. »

Briand et Chaudé ont fait la même observation ; aussi nous disent-ils : « Quelquefois à faibles doses, on remarque une éruption de boutons miliaires ou de pustules, surtout à la partie antérieure de la poitrine[2]. »

M. Blachez regarde les éruptions arsenicales comme très rares à faibles doses, et nous lisons dans la *Gazette hebdomadaire*[3] : « La peau n'est pas atteinte par l'usage prolongé de l'arsenic à petites doses. Cependant il se produit dans certains cas, une modification de la matière pigmentaire, traduite par des taches brunes qui persistent longtemps. Ailleurs on a observé l'urticaire et certaines formes d'éruptions pouvant aller jusqu'à la pustulation. Ces faits sont exceptionnels en dehors des doses toxiques. » Nous ne possédons qu'un très petit nombre d'observations d'éruptions arsenicales produites à ces faibles doses. Nous n'en rappellerons qu'une dans notre second chapitre, la plus démonstrative. C'est la seule que notre excellent ami le Dr Garin ait recueillie à la Charité, alors qu'il soumettait un grand nombre de choréiques à la médication arsenicale en injections hypodermiques. Nous parlerons peu des éruptions produites à doses minimes ; sans vouloir les nier absolument, si tant est qu'elles existent, nous les regarderons comme des exceptions trop rares.

[1] Peudefer, 1819. *Dissertation sur l'emploi de l'arsenic en médecine*, p. 9.

[2] Briand et Chaudé, p. 427.

[3] Blachez. *Action physiologique de l'arsenic. Gazette hebdomadaire*. Mars 1871.

Nous savons bien qu'il est des médicaments qui produisent des éruptions à très petites doses ; c'est ainsi que d'après M. Bazin, la scarlatine belladonée s'observe chez les enfants à doses homœopatiques. Mais on ne peut de là admettre les nombreuses observations rapportées par M. Imbert-Gourbeyre [1] dans ses expériences sur les eaux du Mont-d'Or. Nous ne le suivrons pas davantage dans ses expériences sur l'arsenic à doses infinitésimales. Quant à M. Richelot, dans son étude sur les Eaux du Mont-d'Or, il reproduit en grande partie les observations du professeur de Clermont.

[1] *Étude sur quelques symptômes de l'arsenic et les eaux minérales arsenifères*, 1852.

CHAPITRE II

OBSERVATIONS CLINIQUES

Lorsque l'on considère les éruptions médicamenteuses en général, les éruptions provoquées indirectes du médecin de Saint-Louis, on est bien vite frappé de la différence de variétés qu'elles présentent, suivant le médicament employé.

Tandis que les résineux produisent comme type d'éruption la roséole (copahu), on voit quelquefois des papules, plus rarement des vésicules, d'après Rayer. Tandis que la belladone a aussi son type d'éruption : l'érythème, la scarlatine belladonée[1], autour de laquelle quelques autres formes viennent se grouper, on voit d'autre part une série de médicaments tels que le mercure, l'iode et surtout l'arsenic, produire les éruptions les plus variées.

Le mercure, d'après Rayer et M. Bazin, produit principalement le prurit et une forme d'érythème que l'on avait déjà décrite en Angleterre, erythème sur lequel

[1] Barbier d'Amiens. *Matière médicale*. Paris, 1824, t. III, p. 394. — Bayle. *Bibliothèque thérapeutique*. — Hahnemann. *Doctrine homœopathique*.

apparaissent bientôt de petites vésicules remplies de sérosité transparente, sans réaction fébrile.

L'eczéma, la lèpre, d'après M. Bazin, seraient encore des formes rares d'éruptions hydrargyriques.

M. Fischer, de Vienne, a observé fréquemment et très bien décrit les éruptions iodées. L'acné iodique, l'érythème, les poussées papuleuses et eczémateuses seraient les formes les plus communes, selon lui. Mais, nous l'avons dit, de toutes ces éruptions pathogénétiques, celles dues à l'absorption de l'arsenic, quoique plus rares, présentent sans contredit les formes les plus diverses. Nous avons vu dans notre premier chapitre que les observations d'erythème, d'urticaire, de papules, de furoncles, étaient nombreuses dans la science, sans en excepter les formes vésiculeuse et même bulleuse que l'on a souvent rattachées à l'arsenic dans les empoisonnements.

Mais ce médicament peut amener du côté de la peau une forme d'éruption particulière, unique dans les éruptions médicamenteuses, qui par sa nature révèle, selon nous, l'action physiologique du médicament. Elle est constituée généralement dans l'ensemble des observations que nous allons présenter, par un ou plusieurs groupes d'herpès siégeant quelquefois sur le trajet d'un rameau nerveux superficiel et accompagnés de douleurs plus ou moins vives. C'est ce que l'on appelle aujourd'hui, avec tous les auteurs modernes, le zona.

Après avoir exposé les diverses observations que nous avons recueillies dans les publications anglaises et françaises, nous verrons qu'il y a entre cette éruption et la médication arsenicale plus d'une simple coïncidence. Puis après quelques brèves considérations sur la nature du zona, nous nous demanderons comment on peut expliquer cet accident cutané et les éruptions en général par l'action physiologique de l'arsenic.

C'est en Angleterre que l'on a observé le plus souvent le zona arsenical, Hutchinson, Dyce Duckworth, Thomas Hunt, Finlayson, ont tous été frappés de voir cette éruption survenir pendant un traitement arsenical ; mais Hutchinson attire plus spécialement l'attention sur cette forme d'éruption, dont la nature ne fait point de doute pour lui. Aussi avant d'exposer ses observations, allons-nous rapporter ses propres réflexions :

(Quelques faits curieux touchant l'herpès zoster)[1]. — « L'herpès zoster est une affection qui offre à l'observation clinique des problèmes fort intéressants et importants ; il n'est ni symétrique ni contagieux et parcourt ses phases avec fidélité. Sa disparition spontanée, son apparition unique dans la vie d'un individu, sont bien établies comme phénomènes généraux, mais chacun de ces caractères offre des exceptions. D'après certains d'entre eux, ont ferait de l'herpès zoster une affection de nature nerveuse, d'après d'autres, on le rapprocherait des exanthèmes. La place qu'il occupe dans le cadre nosologique est donc difficile à déterminer, c'est pourquoi nous avons cru qu'il était d'un grand intérêt de publier les faits et les remarques suivantes. Je tiens pour certain qu'il est des conditions spéciales du sang pouvant assez irriter les racines des nerfs sensitifs pour que l'irritation de ces troncs nerveux puisse déterminer une éruption herpétique périphérique. »

[1] Jonathan Hutchinson. *Medical Times and gazette.* Decembre. 1868

Nous avons aussi un herpès zoster syphilitique, qui rappelle très bien dans ces caractères l'herpès zoster commun et qui est évidemment sous l'influence d'une distribution nerveuse. Mais ces cas diffèrent de l'herpès zoster commun en ce sens que l'éruption siège ordinairement sur les deux côtés du tronc et des autres parties du corps. Il a une durée plus longue que le zona commun. Pour nous, toutes ces circonstances, la symétrie de l'éruption, sa persistance, doivent encore être imputables à l'état du sang. Tout récemment, j'ai eu des faits qui me font croire que l'herpès zoster dans sa forme la plus typique, dans sa marche ordinaire, est produit par un état particulier du sang. A priori, j'aurais considéré comme bien moins probable la possibilité d'une éruption symétrique sous l'influence d'une telle cause.

Les faits que je rapporte constituent un groupe de cas dans lesquels l'herpès est survenu chez des malades soumis à la médication arsenicale et *ces faits sont assez nombreux pour que je voie dans leur production plus qu'une simple coïncidence.*

Si d'autres faits venaient confirmer ces premières vues, nous aurions fait un pas dans l'étude de l'herpès zoster; peut être aussi, aurions-nous fourni quelques faits aux névrologistes modernes, qui prétendent que le système nerveux est moins symétrique dans ses fonctions qu'on ne l'avait cru jusque-là. »

L'existence du zona arsenical paraît ne laisser plus de doute dans l'esprit du chirurgien anglais. Si nous sommes surpris de lui entendre dire que le zona n'apparaît qu'une fois dans la vie d'un individu, nous sommes heureux de voir que pour lui, l'éruption n'est que le résultat de l'action du médicament sur les centres nerveux.

Voici les observations qu'Hutchinson apporte à la confirmation de ses vues; les unes lui sont personnelles, les autres ont été recueillies dans les services d'autres chirurgiens anglais.

OBSERVATION I. — *Herpès zoster partiellement symétrique.* — Ces notes ont été prises il y a trois ans et se rapportent à un malade que m'avait gracieusement envoyé le Dr Huglings Jackson. Elles étaient d'un grand intérêt comme exemples d'herpès symétrique, ainsi que par leur apparition pendant un traitement arsenical, aussi ai-je décrit cette éruption vésiculeuse avec quelques détails.

Un homme robuste, âgé de 67 ans, se présente à l'hôpital de Londres, service de M. Huglings Jackson, pour une sciatique. Soumis à un traitement de 5 minimes de liqueur de Fowler [1], il se trouve actuellement atteint d'un herpès zoster remontant à quelques jours. Il dit avoir souffert vraiment très peu; quand l'éruption commença à se produire, elle apparut d'abord derrière l'oreille droite. Actuellement elle couvre le côté droit du cou, l'épaule droite jusqu'à l'épine de l'omoplate, le côté droit de la partie antérieure de la poitrine jusqu'au bord supérieur de la 3e côte.

Sur le bord antérieur du bras, elle s'étend à deux pouces de l'aisselle. Les vésicules sont celles d'un zona type avec quelques tendances ulcératives. Pour ce qui est de la partie antérieure de la poitrine, l'inflammation de la peau s'arrête brusquement sur la ligne médiane. A quelque distance d'elle, sur le côté gauche, on trouve quelques petites plaques isolées de vésicules précisément symétriques et de même étendue que de l'autre côté. On trouve quelques vésicules isolées sur le côté gauche du cou; il faut un examen attentif pour les voir. On n'en remarque point sur le côté gauche de la joue ni du cou, pas plus que derrière l'oreille gauche du même côté. L'éruption est donc disposée d'une manière

[1] Le minime anglais = 616 dix milligrammes.

remarquablement symétrique, mais elle est bien plus marquée d'un côté que de l'autre. L'inflammation a été moins vive que dans le zona ordinaire.

Obs. II. — *Arsenic administré dans un cas d'eczéma, herpès zoster du tronc survenu une quinzaine de jours après.* — Un homme de 32 ans est admis à l'hôpital des maladies cutanées en janvier 1866, pour un eczéma. On lui prescrit 3 minimes de liqueur de Fowler. Quinze jours après, apparition nette d'une éruption de vésicules d'herpès au côté droit de la poitrine. Continuation de l'arsenic. Les vésicules suivent la marche ordinaire et disparaissent bientôt.

Le 30 novembre, il entre de nouveau pour une récidive de l'éruption primitive. Nouvel herpès pendant le traitement arsenical. A l'examen, on trouve que les vésicules ne laissent pas de traces cicatricielles. Il n'y a eu là qu'une attaque légère.

Obs. III. — *Herpès zoster survenu à la partie inférieure de l'abdomen une semaine après le début d'un traitement arsenical.* — Un homme de 66 ans fut admis le 7 septembre 1866 pour un eczéma rubrum des jambes. En dehors des autres traitements, on donne l'arsenic à l'intérieur.

Le 18 septembre : Éruption nette d'herpès zoster au côté gauche, au niveau de la région iliaque jusqu'à la paroi abdominale. L'arsenic a été pris une semaine environ avant l'apparition de l'éruption.

Obs. IV. — *Herpès zoster survenu au bout de six semaines d'un traitement arsenical.* — Une femme de 48 ans se présentait, en décembre 1866, pour un eczéma. Elle prit de l'arsenic pendant 6 semaines, lorsque, au bout de ce temps, parut un herpès zoster au côté droit de la poitrine. L'éruption suivit la marche ordinaire.

Obs. V. — *Herpès zoster du front, à la suite d'un traitement arsenical de trois mois.* — Une femme de 44 ans entrait, le 9 avril 1867, pour un psoriasis. Elle prit 6 minimes de liqueur de Fowler trois fois par jour ; le 14 juin on réduisit la dose à 3 minimes.

Le 12 juillet, son psoriasis étant bien près d'être guéri, elle fut prise d'un herpès frontal du côté droit. L'herpès fut de moyenne intensité et disparut comme dans les cas ordinaires, bien que j'aie maintenu le traitement arsenical.

Obs. VI. — *Herpès zoster de la fesse après trois mois d'un traitement arsenical.* — Un petit garçon âgé de 8 ans, sujet à des affections cutanées chroniques et multiples, lichen, etc., prenait des petites doses d'arsenic de novembre à mars, lorsqu'il fut pris d'un herpès zoster à la fesse gauche.

Obs. VII. — *Herpès zoster survenu pendant un traitement arsenical.* — Une petite fille de 14 ans fut admise, le 1er janvier 1867, pour un psoriasis du cuir chevelu. Elle prit de l'arsenic à partir de cette date jusqu'au 20 du même mois, quand elle fut atteinte d'un herpès zoster au côté droit du tronc.

Obs. VIII. — *Éruption ressemblant par sa disposition à de l'herpès zoster, mais non vésiculeuse, survenue pendant un traitement arsenical.* — Un homme de 50 ans, soumis à la médication arsenicale, présenta une éruption fort curieuse, éruption non symétrique et ayant la disposition de l'éruption zoster. Elle resta papuleuse, sans jamais présenter de vésicules. Elle disparut comme un zona ordinaire [1].

En 1869, le Dr Hutchinson, dans un nouveau rapport inséré dans la *Gazette médicale* de Londres[2] présente une série de nouvelles observations qui viennent confirmer les premières et semblent établir d'une manière évidente l'existence du zona arsenical. Avant de les exposer ici, nous ne saurions mieux faire que de reproduire fidèlement encore les réflexions d'un chirurgien anglais :

« Dans un ancien numéro de ce journal, je vous ai déjà

[1] Ces huit observations sont reproduites dans *Braithwaith retrospect of medicine*, 1869, vol. LIX.

[2] *Medical Times and Gazette*, 1869, vol. I. p. 407.

présenté quelques observations qui paraissent rendre très probable la production occasionnelle d'un zona par l'arsenic.

« La question me semble d'un véritable intérêt et d'une grande importance, et comme elle ne peut être élucidée que par l'évidence clinique, je n'hésite aucunement à vous exposer aujourd'hui une nouvelle série de cas. Plusieurs m'appartiennent en propre ; un cas est tiré d'un rapport publié et un ou deux m'ont été communiqués par des amis obligeants.

« Je ne voudrais pas cependant que mes lecteurs croient que le zona est plus fréquent qu'il ne l'est en réalité. Aussi, je dois vous dire qu'à l'hôpital, dans mon service, aussi bien que dans ma pratique privée, je prescris l'arsenic d'une manière vraiment considérable. Or, ces cas de zona ne se sont présentés que dans un nombre de cas relativement très restreint. Il est possible, j'en conviens, que les cas de zona que l'on remarque chez des malades soumis à la médication arsenicale ne soient qu'une simple coïncidence. Cela en valait la peine, j'ai alors cherché combien cette éruption était fréquente chez les malades soignés pour des affections cutanées et ne prenant pas de l'arsenic.

« Or, je ne puis me rappeler plus d'un ou deux cas analogues dans ces dernières conditions. Me trouvant tout particulièrement intéressé à la question, j'ai certainement noté tous ceux qui ont pu se présenter pendant ces deux ou trois dernières années. Tout récemment il est venu à ma connaissance les deux cas suivants, ce sont les seuls que j'aie notés.

CAS DE ZONA CHEZ DES MALADES NE PRENANT PAS DE L'ARSENIC

1° En novembre 1868, une femme âgée de 33 ans entre pour la gale. Elle est soumise au traitement sulfureux et au commencement de décembre, elle prend un zona. — Pas de traitement arsenical.

2° En décembre 1868, une jeune femme se présente avec un herpès frontal. Elle dit avoir été traitée à Saint-Barthélemy quelques semaines auparavant pour un eczéma. J'examine toutes ses prescriptions, pensant y trouver de l'arsenic, mais elle n'avait pris que du fer.

« Je vais maintenant, dit Hutchinson, vous exposer les cas que j'ajoute à ceux de mon premier mémoire. Ces cas militent en faveur des rapports qui unissent le médicament et ce genre d'éruption. »

Obs. IX. — *Herpès zoster du côté droit de la poitrine après 4 mois d'un traitement arsenical.* — Un jeune homme vigoureux se présente pour des acnés de la face, le 28 juillet 1868. On lui donne 3 fois par jour, 3 minimes de liqueur de Fowler, traitement que l'on continue jusqu'au milieu de novembre. A cette époque survient, avec les symptômes accoutumés, une éruption de zona sur le tronc occupant le côté gauche, surtout au-dessous du mamelon. Jamais de zona antérieur. Pas d'autres accidents dus à ce remède.

Obs. X. — *Zona très grave survenu pendant un traitement arsenical.* — Le Rév^d M. B..., âgé de 65 ans, est soigné pour un eczéma en 1861. Au bout d'un mois environ d'un traitement arsenical, il prit un zona vraiment très violent sur un côté de la poitrine. Pas d'autres accidents à signaler.

Obs. XI. — *Zona survenu pendant un traitement arsenical.* — M. W..., âgé de 40 ans, est soigné pour un psoriasis des mains, il prit de l'arsenic pendant 6 semaines et plus. Pendant ce temps, il eut une éruption unilatérale, groupée exactement comme de l'herpès, éruption qui resta papuleuse, sans présenter jamais de vésicules. Cela disparut au bout de 10 jours, comme le fait habituellement le zona.

OBS. XII. — *Herpès frontal après 2 mois d'un traitement arsenical.* — Anne R..., âgée de 44 ans, entre le 9 avril 1867 pour un psoriasis. Traitement : 6 minimes d'arsenic, 3 fois par jour, continués jusqu'au 14 juin. La dose est alors réduite à 3 minimes. 10 jours après, apparition d'une éruption limitée au côté droit de la face avec plusieurs vésicules sur la paupière droite. Au commencement de l'attaque, la malade éprouva, du côté droit de la face, une grande douleur qui dura 2 jours, puis de nombreuses et belles vésicules survinrent et la douleur diminua considérablement. Sans ajouter foi aux effets possibles de l'arsenic, nous dirons que, d'après son aveu, elle ne se sentait pas aussi bien pendant le traitement. De là la diminution de la dose. Le psoriasis fut très amélioré. La malade a pris 6 minimes pendant un peu plus de 2 mois et 3 pendant une quinzaine de jours.

OBS. XIII. — *Zona chez un petit garçon traité par l'arsenic* (Ici la connexion n'est pas certaine). — M. Lawrence, en rapportant un cas de lèpre qu'il soigna à l'hôpital Saint-Barthélemy, mentionne ce fait où le malade prenant de l'arsenic fut atteint d'un zona. (Le cas se trouve relaté dans les Transactions médico-chirurgicales.)

OBS. XIV. — *Zona observé chez un enfant traité par l'arsenic pour une chorée.*

« Le cas suivant qui m'a été communiqué par mon ami le Dr Woodman, dit Hutchinson, est d'un intérêt tout particulier, apportant un fait inattendu à la confirmation de mes vues. Il répond, pour ainsi dire, aux nombreux médecins qui prétendent avoir administré beaucoup d'arsenic sans avoir jamais observé de zona comme conséquence. Voici du reste ce que me dit le Dr Woodman :

« Dans la discussion qui eut lieu sur vos cas d'herpès « zoster survenus pendant un traitement arsenical, je « disais à M. Tay ce que je pensais du traitement de la « chorée à l'hôpital de Londres, que ce traitement était « une sorte de pierre de touche, et que je n'avais jamais « vu aucun cas de zona à ma souvenance. Mais il se pro- « duisit alors un cas qui se trouve maintenant dans la « salle des enfants à l'hôpital de Londres. »

Élisabeth F..., petite fille admise dans le service pour une chorée, elle prit cinq minimes de liqueur de Fowler pendant une trentaine de jours, lorsqu'elle prit un zona que je découvris par hasard, zona que je crois devoir rattacher à l'arsenic ; le cas est encore dans la salle, et on voit toujours les cicatrices.

Obs. XV. — *Zona survenu pendant un traitement arsenical pour un eczéma.* — Un petit garçon, vigoureux, de 8 ans, est admis le 6 janvier 1869 pour un eczéma de la main. On lui prescrit un onguent au plomb et au mercure et une solution contenant 1 minime et demi de liqueur de Fowler. Il se représente le 29, le 5 février et le 16 du même mois. La médication est continuée rigoureusement, et à cette dernière date, il présente de nombreuses vésicules de zona sur le côté gauche de la poitrine. L'arsenic ne l'avait pas autrement éprouvé et son eczéma fut amélioré.

Obs. XVI. — *Zona observé chez une dame traitée par l'arsenic pour un eczéma.* — Le 4 avril 1869, je vis, avec le Dr Saunders Sedgwick, une vieille dame, sujette à un eczéma grave. Elle prit de l'arsenic pendant de longues périodes et ordinairement avec profit. J'appris qu'elle fut prise d'une attaque très forte de zona au côté gauche, après avoir cessé le traitement, autant qu'elle s'en souvient, mais je n'ai pas été sûr de ce dernier point.

Telles sont les observations d'Hutchinson que nous tenions à rapporter. Le chirurgien anglais termine son mémoire par deux cas d'herpès simple, survenus sous l'influence de l'arsenic ; nous n'en parlerons point ici. Pour ne point sortir de notre sujet, nous dirons plutôt qu'Hutchinson n'est pas le seul qui ait été frappé du rapport de la médication arsenicale et du zona. Dyce Duckworth, en 1873, publiait l'observation suivante[1] :

Obs. XVII. — M. G..., 9 ans, maigre, grande pour son âge, brune, fut traitée pour des crises d'hystérie qui durèrent deux ans. L'affection était héréditaire. En dehors des autres remèdes employés, on donnait 2 ou 3 fois par jour, après les repas, 3 ou 4 minimes de solution de Fowler. Environ 10 jours après, sensation de brûlure au sacrum. A l'examen, on trouve les trois jours suivants 2 plaques d'herpès, une d'elles occupait la région fessière, près du commencement du sillon anal. Celle de la fesse gauche était la plus étendue et remontait un peu plus haut. Il n'y avait pas d'éruption sur la ligne médiane. Les deux surfaces atteintes arrivèrent en contact et produisirent l'effet de vésicules réunies dans un endroit, siège ordinaire de l'intertrigo eczémateux. Il n'y avait pas de douleur et l'aréole d'un rouge vif qui servait de base, s'étendait au delà des vésicules. On appliqua du collodion sur les bords, et une pommade à base de zinc fut mise avec de la charpie entre les plis fessiers. L'affection parut être située sur le trajet des filets des derniers nerfs sacrés.

« Je me vois forcé, dit-il, de rappeler ce cas pour plusieurs raisons. C'est la première fois dans ma pratique que le zona s'est présenté chez un malade prenant de l'arsenic. J'avoue ma surprise d'avoir rencontré si peu de cas, tandis que les autres ont observé plusieurs faits analogues. M. Hutchinson a publié deux séries de cas et a appelé très vivement l'attention sur ce fait.

« J'ai l'habitude de traiter mes chorées infantiles par

[1] *Saint Bartholomew's hospital reports*, 1873.

l'arsenic, depuis que je connais le traitement de feu le Dr Bogbie, d'Édimbourg, et je crois ce médicament d'une grande valeur dans cette affection, mais je ne me souviens pas d'avoir observé de zona dans aucun cas.

« J'emploie en outre l'arsenic dans quelques formes de psoriasis en même temps que des applications locales de pommade au calomel, mais je n'ai jamais vu d'herpès. Depuis, je suis porté à croire qu'on se trouve en présence d'un phénomène très rare. Je livre ce fait à la publicité dans un esprit d'impartialité et, pour appeler encore l'attention sur ce point, M. Hutchinson a observé dans la majorité des cas, que l'éruption était plus ou moins asymétrique. Il n'en était pas ainsi dans l'observation que je viens de rapporter. Dans une série de 63 cas d'herpès signalés par le même écrivain, il mentionne que dans aucun cas l'éruption ne suivait le trajet des nerfs sacrés. De là aussi quelque intérêt à ajouter au cas que nous venons de signaler. »

Si Dyce-Duckworth reconnait l'existence du zona arsenical, tout en le regardant comme exceptionnel, il n'en est point de même pour le Dr Finlayson de Glascow[1], qui semble conserver encore des doutes sur la nature médicamenteuse de cette éruption. Il rapporte cependant deux observations, où le zona parut se rencontrer chez de jeunes femmes sous l'influence de l'arsenic. Mais il ajoute : « Les observations de semblables faits ne sont pas encore assez nombreuses pour affirmer une conclusion positive et faire voir dans cette éruption plus qu'un fait accidentel. »

[1] *The hospital Gazette*, aug. 8, from *The Practitioner*, july 1878, p. 18.

D'autres médicaments, du reste, produisent le zona; c'est ainsi que nous avons en ce moment sous les yeux un cas d'herpès du thorax chez un syphilitique, à la suite d'un traitement par les onctions mercurielles.

Nous rappellerons, en terminant cette série d'observations anglaises, deux cas de Thomas Hunt [1].

Un malade, âgé de 59 ans, est atteint de prurigo, on lui prescrit 15 gouttes de liqueur de Fowler par jour.

Au bout d'un mois, apparition d'un herpès zoster du thorax accompagné des douleurs violentes si fréquentes dans cette affection. On est obligé de suspendre l'arsenic.

Chez un autre malade atteint de prurigo decalvans, M. Hunt a constaté un zona dans les mêmes conditions.

Voici donc en résumé 21 cas d'herpès survenus pendant un traitement arsenical. Assurément nous ne voudrions pas affirmer que dans tous ces cas l'éruption ait été provoquée par l'arsenic, mais on ne peut, de là, nier une connexion, un rapport de cause à effet. Sans parler de la valeur que l'autorité d'Hutchinson, de Finlayson, Thomas Hunt, etc., donnent à ces observations, nous dirons que quelques-unes d'entre elles, la deuxième surtout, paraissent assez probantes pour que l'on puisse rattacher quelquefois le zona à la médication arsenicale.

De plus, les cas de zona observés chez les dartreux traités par l'arsenic, cas comparativement bien plus nombreux que ceux observés chez les dartreux traités par d'autres procédés, voici encore pour nous une considération de grande valeur en faveur du zona arsenical.

[1] Imbert-Gourbeyre. *Loc. cit.*

Nous avons fait la même remarque à l'Antiquaille. Sur six cas de zona que nous avons observés, quatre fois les malades étaient soumis à un traitement arsenical. Les deux autres cas se sont rencontrés chez des dartreux ne prenant pas de l'arsenic.

Obs. XXII. — L. R..., âgé de 25 ans, interne des hôpitaux, est soumis au traitement arsenical le 27 mars 1879, pour une bronchite du sommet.

Doses : 10 et 15 gouttes de liqueur de Fowler par jour.

Le 7 et le 8 avril, embarras gastrique, langue saburrale, anorexie, quelques coliques, constipation, céphalalgie.

Le 11 avril, le malade est réveillé par un violent point de côté à gauche. Le matin, on trouve, au niveau de l'angle des côtes, 5 à 6 vésicules disposées en demi-cercle, forme aplatie, dimension un peu supérieure à celle d'une tête d'épingle. Le liquide contenu est trouble, louche. Autour de chaque vésicule est une aréole d'un rouge vif. Douleurs vives, spontanées, hyperesthésie très marquée.

La douleur augmente les jours suivants.

20 avril. Le zona est presque complètement guéri. Persistance des croûtes brunâtres au niveau des vésico-pustules.

Nous devons ajouter que la mère du malade est sujette à de violentes migraines et à des douleurs sciatiques. Son père est atteint depuis quelques années de calculs hépatiques. Bonne santé antérieure, pas d'antécédents pathologiques, soit syphilis, alcoolisme, scrofule ou dartre. Alopécie frontale, quelques migraines.

Obs. XXIII.— Villar, âgé de 57 ans, né à Saint-Martin (Rhône), charron, entre le 27 novembre 187 , pour un psoriasis de la jambe droite, datant de 20 ans. Service de M. Horand, salle Saint-Paul, no 22.

Vaste plaque de psoriasis située au-dessous du genou. Dans le creux poplité, la peau est plus rouge, l'affection tend à devenir eczémateuse. Au-dessus de cette grande plaque on voit deux ou trois ulcérations, à bords peu saillants, durs, taillés à pic, fond rouge, mamelonné, quelques croûtes brunes, épaisses. Quand on les enlève, il s'en écoule quelques gouttes de pus. Ongles des orteils épaissis, striés longitudinalement et transversalement. Adénopathie bi-inguinale. Quelques plaques de psoriasis à petites squames sur les coudes.

Ce malade a une sœur atteinte de la même affection.

Il ne présente pas d'antécédents scrofuleux, dartreux, rhumatismaux ou syphilitiques.

Le 2 janvier 1878 on le soumet à l'usage de la liqueur de Fowler, à la dose successive de 10, 15, 20 gouttes par jour.

Le 13 mars, il prenait 30 gouttes, lorsque parut un groupe de vésicules sur le côté droit du gland et sur la partie droite de l'angle péno-scrotal, ainsi qu'au niveau du pli fessier du même côté.

L'éruption de zona s'étendait un peu du côté de l'articulation sacro-iliaque. Diminution de l'appétit ; peu de douleurs névralgiques.

On continue l'usage de la liqueur de Fowler, que l'on porte à la dose de 33 gouttes le 15 mars.

Le 16 mars, on constate que l'éruption de zona s'est étendue du côté de l'articulation sacro-iliaque. Néanmoins le malade continue à prendre de l'arsenic.

Le 22 mars, il prend 35 gouttes de liqueur de Fowler, et sort le 23 mars 1878 en voie de guérison.

OBS. XIV. — Béraud (Étienne), âgé de 55 ans, né à Sainte-Foy, maçon, entre le 25 avril 1879. Service de M. Horand, salle Saint-Paul, n° 8, pour un psoriasis généralisé.

Les plaques de psoriasis sont de dimensions variables, plus confluentes sur les membres et dans le sens de l'extension. Larges plaques qui enveloppent tout le coude et une partie de l'avant-bras. Ongles un peu déformés, pas de striation. Quelques papules sur la partie supérieure du front et sur le cuir chevelu, celles-ci sont plus nombreuses, et la desquamation épidermique est plus abondante. Rien aux organes génitaux ; langue lisse, vernissée sur les bords. L'affection remonte à 30 ans, mais depuis un mois elle a pris une extension considérable. Prurit intense, un peu de prurigo dans le dos.

Pas de rhumatisme antérieur ; alopécie frontale; veinules de la peau des joues dilatées. Varices des jambes. Père dartreux. Rien à signaler du côté de sa mère.

Le lendemain de son trée, 26 avril, on prescrit :

Liqueur de Fowler, 10 gouttes, tisane amère.
Le 28. . . . . 20 —
Le 30. . . . . 25 —
Le 1er mai . . . 30 —
Le 7. . . . . 35 —
Le 12. . . . . 40 —
Le 23. . . . . 45 —

Le 24 mai. Douleurs à la cuisse, le long du nerf crural gauche. groupe de vésicules de zona à la partie interne du genou. On réduit la dose à 30 gouttes.

30 mai. Le malade vomit la nuit; un peu d'embarras gastrique; les vésico-pustules de zona sont en voie de dessication.

31 mai. Pigmentation sur les plaques de psoriasis; un peu d'eczéma des cils avec conjonctivite.

2 juin. Liqueur de Fowler. 20 gouttes, quelques furfures au niveau du cuir chevelu. Guérison du zona.

A partir du 5 juin on supprime la liqueur de Fowler. le psoriasis étant à peu près guéri ; on fait prendre au malade quelques bains sulfureux, en même temps qu'il frictionne les papules qui persistent avec la pommade à l'acide pyrogallique.

Il quitte l'Antiquaille le 27 juin, complètement guéri.

Obs. XXV.— Chersombe (Auguste), âgé de 41 ans, né à Beaunac (Creuse), maçon, entre le 18 juin 1878 à l'hospice de l'Antiquaille. Service de M. Horand, salle Saint-Pierre, n° 7.

Psoriasis généralisé ancien sur le tronc, l'affection revêt la forme punctata : quelques gouttes; forme diffuse sur les membres.

Cuir chevelu recouvert de squames fines et argentées, amas en certains endroits Sensation d'inégalités, de bosselures. Au-dessous, la peau est rouge; cheveux sains; ni odeur spéciale. ni dépression, ni cicatrices. Forme diffuse aux oreilles. Face palmaire des mains rouge, rugueuse, épaissie; cassures au niveau des plis anatomiques; mouvements des doigts gênés. Écailles épidermiques à la face plantaire des pieds. Psoriasis des ongles. doigts et orteils. Début il y a 16 ans, vive frayeur, guérisons et récidives fréquentes de l'affection. Pas d'autres affections cutanées. pas d'antécédents scrofuleux ou arthritiques. Toutefois, alopécie frontale.

Le traitement institué consiste en liqueur de Fowler. On donne

10 gouttes à son entrée et on augmente de temps en temps, de telle sorte que le malade prend :

Le 1er juillet. . . . . 35 gouttes.
Le 6. . . . . 40 —
Le 8. . . . . 45 —
Le 11. . . . . 50 —
Le 18. . . . . 45 —
Le 20. . . . . 40 —
Le 22. . . . . 35 —

Le 24 juillet on constate un groupe de 12 vésicules au niveau du pli fessier droit, remontant à la nuit du 20 au 21 du courant et caractérisant une plaque de zona. On diminue la liqueur de Fowler de 5 gouttes, le psoriasis étant en voie de guérison et le malade ayant perdu un peu l'appétit.

Le 26 juillet il ne prend plus que 20 gouttes, mais le psoriasis semble reparaître.

Le 27 juillet. Le malade ne prend néanmoins que 15 gouttes de liqueur de Fowler, et on complète le traitement par l'usage de quelques bains sulfureux.

Le 26 août. Le malade quitte l'Antiquaille à peu près guéri, son zona n'ayant duré que 8 jours.

Voici les cas de zona que nous avons recueillis chez nos maîtres dans les hôpitaux. Nous tenions à répondre au désir des auteurs anglais et de M. le Dr Perroud en les publiant. Ils montreront, nous l'espérons, dans les conditions où ils se sont présentés, que cette éruption, bien que très rare, n'est pas simplement une affaire de coïncidence, mais que l'arsenic a bien une influence manifeste sur sa production.

Désirant, dans notre travail, appeler tout particulièrement l'attention sur le zona, nous pourrions clore ici ce chapitre. Cependant les autres éruptions arsenicales étant elles-mêmes très rares et n'étant point connues de quelques auteurs, nous ne terminerons point sans présenter encore quelques observations d'éruptions arsenicales diverses, recueillies dans les services de MM. Horand, Aubert et Perroud. Contrôlées par ces maîtres, elles nous paraissent d'un véritable intérêt, et nous croyons être utile en les publiant.

« Ces éruptions trop communes pour les médecins homœopathes, ne peuvent cependant pas, dit M. Delioux de Savignac, être rayées de la pharmacodynamique de l'arsenic, au mépris d'observations qui semblent authentiques et qui d'ailleurs ne viennent pas tous des disciples d'Hahnemann. Les négations de quelques thérapeutistes ne doivent donc pas, à l'occasion, détourner les praticiens de la recherche de ces éruptions, et tous les faits de cette nature qui en démontreraient à nouveau la réalité, de même que ceux relatifs aux éruptions antimoniales secondaires, également contestées, ne peuvent manquer d'être accueillies avec intérêt, s'ils portent bien entendu le cachet de l'exactitude[1]. »

Observation I. — Antoinette B..., âgée de 12 ans, atteinte de chorée, entre pour la quatrième fois dans le service de M. le Dr Perroud, à la Charité.

Mouvements choréiques prédominant à droite ; douches froides sans amélioration notable.

Le 7 mars. On prescrit la liqueur de Fowler en injections hypodermiques à la dose de 5 gouttes.

19 mars. On est obligé de suspendre les injections par suite de commencement de phénomènes d'intolérance : vomissements, léger mouvement fébrile, rougeur de la face.

Du 20 au 24 mars. Ces phénomènes s'accentuent, puis disparaissent. Il s'est opéré du côté de la peau une poussée érythémateuse, d'aspect scarlatineux, siégeant à la face et sur la poitrine. Rien du côté des conjonctives.

[1] D. de Savignac. Art. *Arsenic* du *Diction. encyclop.* de Dechambre.

31 mars. Tout malaise ayant disparu, on reprend les injections arsenicales.

18 avril. Les rougeurs de la face ont reparu ; quelques nausées. On suspend de nouveau les injections.

19 avril. L'éruption de la face est confluente. Vomissements.

23 avril. Disparition des phénomènes d'intoxication ; même état de la chorée.

8 mai. Les injections de liqueur de Fowler sont reprises ; bon état général [1].

Obs. II. — Ronchet (Gabriel), 13 ans, entre le 8 mars 1875 dans le service de M. Horand, à l'Antiquaille, salle Saint-Mathieu, n° 24.

Psoriasis des membres et de la tête.

10 mars 1875. Traitement par l'arsenic. Liqueur de Fowler. 5 gouttes toujours.

12 mars. Liq. de Fowler, 8 gouttes.

On augmente de 2 gouttes tous les deux jours.

31 mars. 18 gouttes. Impétigo du cuir chevelu. Sécrétion jaunâtre agglutinant les cheveux.

7 avril. 20 gouttes.

10 avril. 22 gouttes. Enrouement, diminution de l'appétit, enduit blanchâtre de la langue.

14 avril. On n'augmente plus la dose ; légère cuisson des yeux, sans conjonctivite ; un peu de gonflement des paupières ; enrouement très prononcé ; enduit blanchâtre de la langue ; pouls petit, dépressible.

Les plaques de psoriasis sont encore couvertes de squames et commencent à peine à brunir.

15 avril. Conjonctivite localisée au segment externe des deux yeux, tellement intense qu'il existe une véritable ecchymose et une sorte de phlyctène à droite.

17 avril. Du côté droit, l'ecchymose du segment externe s'est étendue jusqu'au limbe de la cornée. Du côté gauche, l'ecchymose sous-conjonctivale s'est étendue de la même façon, mais est beaucoup moins marquée ; un peu d'épistaxis.

24 avril. Le gonflement des paupières, ainsi que la conjoncti-

[1] Dr H. Garin. Thèse de Lyon. 1879.

vite, ont complètement disparu, tout en continuant l'usage de la liqueur de Fowler et sans traitement local.

1er mai. 28 gouttes. Coloration brunâtre au niveau du cou. Érythème de la paume des mains, violacé, avec un bord nettement caractérisé, sans prurit, remontant déjà à quelques jours, au dire du malade. Cet érythème existe, mais moins marqué, au talon et à la région plantaire antérieure.

5 mai. Persistance de l'érythème des mains, enrouement, 30 gouttes de liqueur de Fowler.

12 mai. Desquamation au niveau des mains, un peu de perte de l'appétit.

15 mai. Apparition de petites vésicules troubles disséminées sur la partie antéro-supérieure du thorax, paraissant avoir pour lieu d'élection les follicules pileux. Perte d'appétit. Rien du côté des yeux. On diminue la dose à 25 et 20 gouttes.

22 mai. 15 gouttes.

26 mai. De larges lambeaux épidermiques se détachent de la plante des pieds. Dose : 10 gouttes.

29 mai. Encore un peu d'embarras gastrique, la conjonctivite reparaît. On supprime la liqueur.

Le 8 juin. La desquamation a considérablement diminué.

Le malade sort guéri le 7 août 1875.

Obs. III. — Pichon (Antoine). 13 ans, de Saint-Étienne, entre le 5 août 1873 dans le service de M. Horand, salle Saint-Mathieu, n° 21.

Psoriasis généralisé, formes punctata et guttata, discret sur le tronc et les membres.

A partir du 6 août, on donne 5 gouttes de liqueur de Fowler et on augmente de manière à arriver à 33 gouttes, le 20 septembre.

A partir de ce moment, on diminue la liqueur de Fowler et on la supprime le 11 octobre; mais, dès le 12 novembre, le psoriasis est revenu à son état complet de développement.

2 janvier 1874. Potion avec acide phénique $\frac{1}{100}$.

9 janvier. Amélioration notable.

17 février. Le psoriasis, qui paraissait arrêté dans son développement, a repris sa nouvelle acuité depuis quelques jours. Forme punctata.

17 avril. On supprime l'acide phénique.

8 mai. Le psoriasis est localisé aux membres et au tronc; plus rien à la tête; liqueur de Fowler, 5 gouttes.

29 mai. Le malade est à 25 gouttes. Le psoriasis se modifie d'une manière sensible. Les plaques sont brunes, affaissées et les squames se détachent.

Juin. 20 gouttes.

10 juillet. 15 gouttes.

17 juillet. 10 gouttes. Apparition de nouvelles papules disséminées sur le tronc et les membres; elles présentent à la tête une forme pityriasique.

4 août. 10 gouttes. Apparition sur les membres de petites vésicules ; diarrhée, coliques.

9 août. Le malade se plaint de douleurs abdominales, diarrhée, embarras gastrique. Râles sibilants à l'auscultation. Pouls : 92 ; phosphaturie. On supprime la liqueur de Fowler.

Obs. IV. — Briand (Jules), 9 ans, né à Paris, entre le 24 décembre 1874 dans le service de M. Horand, salle Saint-Mathieu, n° 70.

Psoriasis généralisé.

28 octobre. On commence par 3 gouttes de liqueur de Fowler; on élève la dose de 3 gouttes tous les 3 ou 4 jours, et le 19 octobre on arrive à 30 gouttes.

A cette date : amélioration notable du psoriasis, coloration pigmentaire de la région cervicale sous forme de collier, et on constate sur tout le tronc une éruption de papules miliaires. Au niveau des anciennes plaques, les squames deviennent jaunâtres, un peu humides, et se détachent à la façon de lamelles d'eczéma.

Cette nouvelle poussée paraît être également sous l'influence de la liqueur de Fowler. Bon état général.

23 décembre. Poussée de furoncles à l'avant-bras gauche. On diminue la liqueur. Le malade sort le 3 mars 1875, complètement guéri de son psoriasis.

Obs. V. — Monnin (Benoît), 50 ans, voiturier, entre le 16 juillet 1879 dans le service de M. Horand, salle Saint-Jean, n° 13.

Psoriasis. Traitement : vin, liqueur de Fowler, 10 gouttes.

18 juillet. 15 gouttes.

19 juillet. 20 —

21 juillet. 25 gouttes; prurit du scrotum avec rougeur de la peau.

23 juillet. 30 —

24 juillet. 35 —

26 juillet. 40 —

28 juillet. 40 — quelques vertiges.

31 juillet. 43 gouttes; érythème de l'avant-bras gauche, gonflement, quelques douleurs musculaires, un peu d'embarras gastrique.

Obs. VI. — Pagnoux (Simon), tisseur, de Lyon, entre le 5 août 1879 dans le service de M. Horand, salle Saint-Augustin, n° 7.

Bronchite ancienne, leucocythémie, adénie; on le soumet à la liqueur de Fowler, 10 gouttes.

15 août. Le malade prend 20 gouttes de liqueur de Fowler, lorsque apparaît une poussée de furoncles disséminés sur le tronc et les bras ; il n'a jamais eu de furoncles auparavant.

23 août. Nouveaux furoncles, pas de sucre dans les urines ; on supprime la liqueur de Fowler. Le malade est alors soumis à l'usage de la glycérine à l'intérieur et d'une solution de chlorate de potasse à l'extérieur. Il prend successivement une, deux, puis trois cuillerées de glycérine par jour. Sous l'influence de ce traitement, les furoncles disparaissent ; pas de nouvelle poussée, et au mois de novembre 1879 il est sensiblement amélioré.

Obs. VII. — Borget (Clément), âgé de 12 ans, né à Caluire, entre le 8 mai 1879 dans le service de M. Aubert, salle Saint-Mathieu, n° 88.

Larges plaques d'eczéma lichénoïde occupant le bras et l'avant-bras, dans le sens de l'extension, les jambes et les cuisses dans tous les sens. Le reste du corps est intact.

L'affection actuelle remonte à 5 ans environ, elle débuta au creux poplité du côté droit par des boutons papuleux qui se réunirent bientôt en plaques présentant des points d'un rouge vif et s'accompagnant d'un épaississement du derme. Elle envahit ensuite le côté gauche, mais elle fut toujours généralisée et sans limites exactes. Actuellement la peau est rugueuse, épaissie dans une étendue de 0,15 de haut sur 0,10 de large.

Les plaques de l'avant-bras occupent le côté de l'extension et remontent jusqu'au V deltoïdien. Bon état général.

Le malade a été traité ces dernières semaines par des onctions avec la pommade à l'acide pyrogallique, mais il n'y eut que de la cuisson, sans amélioration bien notable.

14 mai. Les plaques sont moins rouges, moins sensibles et moins sécrétantes qu'au début.

24 mai. Les plaques sont à peu près blanches, elles laissent au-dessous d'elles une surface presque saine.

8 juin. Grande amélioration qui semble s'accentuer jusqu'au 23 juillet par un traitement à l'acide benzoïque.

30 juillet. L'éruption est aplanie, mais présente toujours du suintement.

9 août. Persistance de l'éruption ; on reprend les onctions benzoïques jusqu'au mois de septembre, mais sans résultat.

25 septembre. Traitement arsenical. 5 gouttes de liqueur de Fowler.

1er octobre. 10 gouttes ; on ne constate pas d'amélioration sensible.

8 octobre. 15 gouttes.

11 octobre. 20 —

15 octobre. 25 —

18 octobre. 30 — ; les plaques paraissent s'affaisser.

22 octobre. 35 — ; les plaques s'améliorent ; desquamation. Il persiste au niveau des anciennes plaques des espaces rouges saillants qui se couvrent de squames blanches d'aspect franchement psoriasique. Aux avant-bras et surtout au coude, il devient impossible de distinguer l'éruption d'un vrai psoriasis.

5, 10, 15 novembre. L'affection continue à s'améliorer. 20 gouttes de liqueur de Fowler.

19 novembre. Ce malade, qui a déjà eu une éruption arsenicale pustuleuse sur un eczéma lichénoïde lors d'un premier séjour à l'Antiquaille, présente actuellement une nouvelle éruption arsenicale, elle se présente sous forme de larges plaques érythémateuses occupant les deux aisselles dans une étendue de 8 à 10 centimètres de diamètre.

Le pourtour du cou, surtout la face antéro-latérale droite, le haut des cuisses et le pli de l'aine, toutes ces régions présentent des plaques érythémateuses et sensibles au toucher. On en trouve également au pli du coude gauche et dans les deux creux poplités. On remarque, en outre, sur la face antérieure des poignets, l'éminence thénar, la paume des mains, les plis interdigitaux, la face interne et le dos des doigts, un léger érythème qui aurait déjà diminué, au dire du malade. Enfin les pieds présentent un peu de rougeur au niveau des talons. La desquamation commence sur le bord de ces plaques d'érythème.

Enrouement très prononcé, toux rauque, fréquente. Larmoiement.

Le 22 novembre on diminue la dose ; 10 gouttes de liqueur de Fowler.

La desquamation s'accuse de plus en plus; teinte brune sur les plaques d'eczéma.

26 novembre. Amélioration notable.

29 novembre. L'érythème arsenical a disparu. L'eczéma lichénoïde est en voie de guérison. On suspend la liqueur de Fowler.

Cette observation que nous devons à l'obligeance de M. Aubert, chirurgien de l'Antiquaille, nous a paru intéressante à plusieurs points de vue. Sans parler de l'étendue de l'éruption, qui est presque généralisée, ce petit malade, traité auparavant par l'arsenic, avait déjà eu une poussée de furoncles, sous l'influence évidente du médicament. Enfin, elle nous présente le fait curieux de la transformation d'une affection sèche en affection humide, d'un eczéma en psoriasis.

Érythème, érythème scarlatineux, prurit, furoncles, vésicules, telles sont les formes non douteuses d'éruptions arsenicales que nous venons de présenter dans cette dernière série d'observations. Il nous serait facile de les multiplier. M. le professeur Gailleton les a plusieurs fois constatées, mais nous ne voulons pas surcharger ce chapitre, désirant simplement confirmer l'existence de ces éruptions médicamenteuses, qui est aujourd'hui chose acquise à la science.

Nous dirons, en terminant, que les taches brunes de Devergie se trouvent presque toujours à l'Antiquaille. Quant à la conjonctivite, nous n'en parlerons point, ce serait sortir de notre sujet. Elle se rencontre très fréquemment parmi les autres signes d'intolérance, tels que l'enrouement, l'embarras gastrique, les coliques, le pouls mou et fréquent, etc.

CHAPITRE III

PATHOGÉNIE. — PARTIE EXPÉRIMENTALE

Nous avons vu jusqu'à présent que l'absorption de l'arsenic peut amener des poussées du côté de la peau. Depuis l'érythème simple, papuleux ou scarlatiniforme l'urticaire ou les taches brunes, qui seraient les formes les plus fréquentes, on observe aussi, mais plus rarement, les éruptions vésiculeuse, bulleuse et le purpura. Enfin, d'après un certain nombre d'observations, constatées par des auteurs anglais et par M. Horand, il serait permis aujourd'hui de rattacher certains cas d'herpès zoster à la médication arsenicale.

Mais une question tout d'abord s'offre à notre esprit : quelles sont les causes de ces éruptions médicamenteuses ? par quel mécanisme se produisent-elles ? Nous nous trouvons ici, il faut l'avouer, en présence de grandes difficultés, le rôle physiologique des médicaments étant encore trop peu connu. Aussi, nous abordons ce chapitre avec timidité, redoutant des écueils où il est trop facile de se briser.

Néanmoins, nous examinerons quel est l'état de la

science à ce sujet, et pour contribuer à élucider cette question encore obscure de pathogénie, nous avons cru devoir instituer quelques expériences. Aidé en cela de notre dévoué maître, M. le professeur Picard, dont le talent comme expérimentateur est bien connu, la tâche nous a été plus facile.

Mais avant d'étudier le mode d'action probable de l'arsenic dans la production de ces éruptions, nous devons nous demander s'il n'existe pas du côté du sujet, en dehors du médicament lui-même, des influences particulières prédisposantes.

D'après l'ensemble de nos observations, nous croyons pouvoir répondre affirmativement. Sans parler des éruptions qui surviennent à doses toxiques, ce qui est la majorité des cas, d'où vient que dans le domaine où observe le thérapeutiste, on voit l'éruption survenir bientôt chez quelques malades, tandis que, en règle générale, on n'observe rien du côté de la peau?

Sans doute on se trouve, dans le premier cas, en présence d'un état particulier qu'on a appelé idiosyncrasie, d'un état constitutionnel diathésique, dartreux, par exemple, et l'absorption du médicament chez ces malades n'est qu'une cause occasionnelle des troubles éruptifs.

Quoi qu'il en soit, après avoir recherché quelle est l'action de l'arsenic sur la peau et plus spécialement sur le système nerveux, nous nous demanderons en quoi consiste cette prédisposition. Telles sont les questions que nous chercherons à étudier, demandant à la physiologie expérimentale l'interprétation des faits cliniques.

L'arsenic introduit dans l'organisme diffuse bientôt dans tous les organes, jusque dans les éléments anatomiques, y déterminant des modifications dans leur nature et dans leurs fonctions. Mais, comme tous les poisons et les matières inassimilables, il tend bien vite à être rejeté au dehors par les diverses voies d'élimination, telles que le poumon, par exemple, le rein et la peau, dit-on, qui serait un des principaux émonctoires.

C'est par une action irritative directe exercée sur ces différents organes lors de son élimination, que l'arsenic provoquerait, soit l'albuminurie, soit la trachéo-bronchite etc, ou du côté de la peau des désordres variables tels qu'un trouble dans la circulation capillaire, un état congestif et des éruptions.

Telle est la théorie présentée par la plupart des auteurs pour expliquer ces accidents cutanés, consécutifs à l'absorption des médicaments; telle est l'interprétation donnée par M. Bazin dans son Traité des éruptions artificielles de 1862. Il nous dit en effet : « La peau ne serait qu'un crible à travers lequel filtreraient par le moyen de ses glandes les médicaments charriés par le sang et ces médicaments l'atteindraient ainsi directement, par une *véritable irritation locale* de dedans en dehors. » Le médecin de Saint-Louis est bref sur cette question encore ténébreuse de pathogénie. Pour lui, le système nerveux central ou ganglionnaire ne semble y prendre aucune part. L'action est toute locale, consécutive à la sécrétion cutanée d'une substance irritative.

M. Guérard, son élève[1], expose la question sans la résoudre. « Comment expliquer, dit-il, le mécanisme par

[1] Guérard. *Des éruptions médicamenteuses*, thèse de Paris, 1862. — Frémont, thèse de Strasbourg, 1861.

lequel le médicament produit des éruptions cutanées? Que la substance s'élimine par la peau, ou même qu'elle y provoque une irritation au passage, peut-être ce fait ne serait-il pas sans valeur, mais il ne saurait nous suffire. Le médicament exerce une action certaine, l'organisme y joue un grand rôle, mais où porte l'impression? Quelle est sa nature? quel rapport existe-t-il entre elle et le résultat produit? Considérée à ce point de vue, l'éruption provoquée indirecte, devient un phénomène tout aussi mystérieux et incompréhensible que la plupart des actes médicamenteux eux-mêmes. »

M. Bérenguier, élève de M. Lasègue, après avoir décrit les diverses éruptions médicamenteuses, réserve aussi la question de pathogénie, question, dit-il avec raison, qui demande de longues recherches et des expériences probantes. Cependant, il expose la théorie de l'élimination donnée par M. Bazin, cette élimination, selon lui, provoquerait divers phénomènes du côté de la peau, tels que troubles circulatoires, élévation de température, diaphorèse, exagération de la sensibilité etc., toutes conditions qui préparent merveilleusement le terrain pour la manifestation d'un exanthème. Les diverses thèses et monographies parues jusqu'à ce jour regardent toutes ce mode d'action comme le plus admissible.

Évidemment cette théorie est séduisante par sa simplicité, mais bien que très vraisemblable, elle ne satisfait point complètement l'esprit, comme nous le verrons ultérieurement. M. Chatin [1], il est vrai, a trouvé de l'arsenic dans la sérosité d'un vesicatoire, mais ce fait ne

[1] *Journal de médecine*, 1847.

prouve uniquement, selon nous, que la substance se trouve dans le sang, et non que l'élimination physiologique par la peau se produise, comme le dit M. Lolliot[1]. Plus tard, et c'est l'unique exemple que possède la science, MM. Bergeron et Lemattre[2] ont présenté des expériences d'un grand intérêt: analysant la sueur des malades atteints de psoriasis et traités par l'arsenic, ils y ont trouvé le médicament.

Curieux de répéter cette expérience, nous avons recueilli la sueur d'un malade atteint de psoriasis et prenant 60 gouttes de liqueur de Fowler par jour, dose à laquelle il était arrivé progressivement en 15 jours. Nous avons recueilli en outre une grande quantité de squames (40 gr.) chez le même malade pour y rechercher l'arsenic.

Grâce au concours obligeant de M. Cazeneuve et de M. Flavart son préparateur, nous avons, après opérations préalables, soumis ces substances à l'appareil de Marsh, mais nous n'avons rien trouvé par ce procédé sensible, soit dans la sueur, soit dans les squames. D'un seul fait, nous ne voulons pas tirer plus de conséquences qu'il ne convient, car il serait téméraire de poser une affirmation en pareille matière sans faire de nouvelles recherches. Quoi qu'il en soit de cette expérience négative, le temps ne nous permettant pas de la vérifier actuellement en la répétant plusieurs fois, nous regarderons encore l'élimination de l'arsenic par la peau comme admise. Néanmoins nous dirons que s'il y a irritation locale par élimina-

[1] Lolliot. *Loc. cit.*

[2] Archives générales de médecine, 1864. *De l'élimination de l'arsenic par la sueur.*

tion, elle ne peut être la cause unique dans la production des éruptions.

Si les éruptions tenaient simplement à une action irritative locale exercée par la sueur médicamenteuse ou le produit sébacé sécrété, elles devraient se montrer de préférence aux endroits humides ou riches en follicules sébacés. Or, ce n'est point ce que nous montre l'observation, car ces éruptions se présentent indistinctement sur toutes les parties du corps, même les plus sèches. Nous pensons donc qu'il faut aller chercher plus loin la cause intime des choses, le phénomène n'étant point aussi simple que semblent le dire les auteurs, et qu'en dehors de l'irritation locale, si elle existe, il y a une action exercée sur le système nerveux. Le caractère seul de quelques éruptions arsenicales, comme le zona et l'urticaire, nous autorise à penser qu'elles ne sont que l'expression d'un trouble nerveux encore inconnu.

Aujourd'hui, depuis les travaux de MM. Charcot et Bouchard, depuis les observations de Duncan[1], de Vernon[2] etc., le zona est généralement regardé comme une éruption secondaire, c'est-à-dire consécutive à une altération nerveuse, altération dont le siège est variable et portant soit sur les nerfs trophiques, soit sur les nerfs sensitifs, soit sur les deux à la fois.

Bärensprung pense que l'éruption d'herpès est l'expression d'un trouble nutritif de la peau sous l'influence d'une altération des corpuscules ganglionnaires.

Nous ne pouvons donc admettre qu'une éruption de

[1] *Journal of act. médec.*, 1868.
[2] *Archiv. für Dermatologie.*

la nature du zona puisse être produite par l'action purement locale de l'arsenic sur la peau, lors de son élimination, si tant est, disons-nous, que cette élimination existe.

Quant aux autres éruptions arsenicales, nous sommes très porté à croire qu'elles ont la même origine pathogénique ; que l'urticaire, par exemple, la forme la plus fréquente de ces éruptions médicamenteuses, n'est que le résultat d'une influence sur l'innervation.

Toutes les éruptions cutanées, on peut le dire, sont la manifestation d'un état général où le sytème nerveux prend plus ou moins de part. Sans parler des éruptions dartreuses, qui dira que les éruptions de cause morale ne tiennent point uniquement à un trouble dans l'innervation ?

On ne peut nier l'influence du système nerveux sur la production des éruptions, et nous tenons pour certain que les éruptions médicamenteuses et arsenicales en particulier sont, sinon produites, au moins favorisées dans leur développement, par un trouble nerveux général encore inconnu, mais que nous pourrons chercher à élucider.

Lorsque, d'autre part, on étudie l'action physiologique de l'arsenic, on est bien vite frappé des modifications qu'il imprime au système nerveux, ce réactif sensible des substances actives et énergiques. Les auteurs sont unanimes sur ce point. Cependant M. Lolliot croit très peu à l'action de l'arsenic sur l'innervation[1].

« L'arsenic, dit-il, n'intéresserait point les nerfs vasomoteurs, pas plus que les autres nerfs. L'excitabilité des nerfs et des muscles reste intacte. Quant au système ner-

[1] Lolliot. *Loc. cit.* p. 63.

veux central, ajoute-t-il, il ne présente que fort peu de troubles fonctionnels sous l'influence d'un traitement arsenical et cette intégrité peut être rattachée à la régularité avec laquelle s'effectue la circulation chez les arseniqués. Il survient des troubles nerveux dans l'intoxication, dit M. Lolliot, mais ces troubles doivent être rattachés à la propriété que possède l'arsenic de détruire les globules sanguins à doses toxiques et d'amener ainsi une olighémie. Si la circulation est activée sous l'influence de l'arsenic, c'est que l'arsenic, pour lui, excite les fibres lisses, sans action paralysante sur les vaso-moteurs. Sans parler de cette théorie sur la circulation, qui nous a paru en contradiction avec les faits observés, lorsque l'arsenic est administré à doses élevées, nous croyons au contraire que l'arsenic a une action élective sur le système nerveux, soit de la vie animale, soit de la vie organique. Fowler et Harless l'avaient déjà signalée dans leurs remarquables travaux, et ce dernier regardait l'arsenic comme agissant surtout sur le grand sympathique. Radcliffe, Handfield-Jones, Isnard (de Marseille), regardent l'arsenic comme un médicament du système nerveux et particulièrement comme un névrosthénique[1] Scolosuboff (de Moscou) nous dit que l'arsenic se fixe principalement dans les centres nerveux[2]. Hughlings Jackson, puis Gubler, suggèrent l'idée que l'arsenic peut y remplacer le phosphore avec lequel il est isomorphe dans la constitution du tissu nerveux[3]. MM. Millet de Tours[4], Trousseau et Pidoux,

[1] Dr Garin. *Loc. cit.* p. 45.
[2] Société de Biologie. 17 juillet 1875.
[3] Gubler. *Commentaires du Codex*. 1875; *Leçons de thérapeutique*.
[4] *Dictionnaire encyclopédique*, art. *Arsenic*, de M. D. de Savignac.

le regardent comme un excitant du système nerveux central, le comparant en cela au café.

Enfin M. Delioux de Savignac, tout en reconnaissant avec M. Masselot l'action manifeste que ce médicament exerce sur les nerfs de la vie de relation, donnant plus d'énergie à la locomotion, une aptitude plus grande à la marche, tient pour certain qu'il a une action bien plus grande sur le système nerveux de la vie organique. « L'activité imprimée aux fonctions digestives et respiratoires, aux sécrétions, l'excitation des nerfs vaso-moteurs, l'impulsion communiquée aux fonctions assimilatrices, révèlent bien mieux l'électivité d'influence que projette l'arsenic sur les nerfs ganglionnaires et les organes régis par eux.

Mais si, à faibles doses, l'arsenic donne aux fonctions de la vie organique une incitation nouvelle, prolongé longtemps, ou à doses élevées, il produit bientôt des effets inverses. Surviennent alors, outre les autres signes d'intolérance, des nausées, une dépression des forces, une faiblesse du pouls, voisine de l'état syncopal. C'est ce qui avait fait dire à l'école italienne et à M. Rognetta en particulier, que l'action dynamique de l'arsenic est hyposthénisante, controstimulante ou antiphlogistique. Sous l'influence de ce médicament, dit-il, le pouls baisse progressivement, en même temps que le patient éprouve une lassitude générale.

Sans doute, M. Rognetta allait trop loin en généralisant ainsi, car, nous le répétons, cette action hyposthénisante, dépressive, ne se révèle qu'à doses thérapeutiques élevées ou toxiques, ou enfin chez des individus d'une susceptibilité toute particulière. L'arsenic répondant ici exactement à la loi que formulait Claude Bernard : *Toute substance qui à hautes doses éteint les propriétés d'un élément organique les excite à faibles doses.*

Non seulement, l'action de l'arsenic sur le sympathique est aujourd'hui regardée comme incontestable, mais son influence sur les nerfs vasculaires en particulier, est chose mise hors de doute pour quelques auteurs [1] ; et c'est par une action sur les vaso-moteurs qu'ils expliquent l'activité nouvelle imprimée aux fonctions organiques, la chaleur à la peau, l'accélération du pouls à faibles doses ; tandis qu'à doses élevés, on observe l'abaissement de caloricité, le ralentissement du pouls, conséquence probable d'une parésie des nerfs vasculaires.

Tel est l'état actuel de la science relativement à l'action de l'arsenic sur le système nerveux et le grand sympathique en particulier. Mais toutes ces interprétations, très ingénieuses il est vrai et très rationnelles, ne sont encore aujourd'hui que des hypothèses et non des vérités démontrées. Or, en fait de science, les hypothèses ne doivent que servir de guides dans la recherche de la vérité. Aussi pour voir ce qu'il y avait de fondé dans cette théorie nerveuse, émise par MM. D. de Savignac, Sée, etc., nous nous sommes demandé si elle répondait aux faits et aux observations physiologiques. A cet effet, nous avons procédé à plusieurs expériences.

La recherche de l'arsenic dans la sueur et les squames de psoriasis nous ayant donné des résultats négatifs, nous avons cherché à étudier, sous la direction de notre excellent maître, M. le professeur Picard, quelle influence

[1] Dr de Savignac. *Loc. cit.*

l'absorption de l'arsenic exerçait sur les petits vaisseaux, le cœur et la tension sanguine.

Expérience I. — Afin de constater si l'arsenic exerçait une action sur les petits vaisseaux, nous avons cherché à voir directement si ceux-ci subissaient des modifications après l'absorption de la substance.

Pour ce faire, voici comment nous avons procédé : après avoir immobilisé avec soin la patte d'une grenouille et la tenant dans un état d'humidité convenable, on examine au microscope la circulation capillaire de la membrane interdigitale. Puis, au moyen de l'oculaire micrométrique, on constate le diamètre d'un petit vaisseau déterminé.

On injecte alors dans le sac lymphatique dorsal quelques centigr. d'arséniate de potasse, dissous dans quelques gouttes d'eau distillée, et on surveille attentivement le vaisseau que l'on a mesuré.

Au bout d'une demi-heure environ, on constate que la circulation, d'abord très active, va se ralentissant de plus en plus, tout en se faisant d'une manière très continue, et le diamètre du vaisseau augmente sensiblement. C'est ainsi que nous avons remarqué une augmentation de diamètre répondant à deux divisions du micromètre.

Nous avons alors expérimenté sur des chiens, afin de rechercher les modifications subies par le cœur, le pouls et la tension vasculaire.

Expérience II. — On injecte dans la veine jugulaire d'un chien de moyenne taille 2 grammes d'arseniate de soude en solution.

Avant l'expérience, le pouls est *à 120*.

2 h. 15. Au moment de l'injection : troubles dans les battements du cœur, mais ils redeviennent bientôt réguliers et augmentent de fréquence.

Mouvements d'excitation dans tous les membres ; un peu de dilatation de la pupille.

2 h. 30. L'animal détaché marche comme auparavant ; 4 vomissements successifs. — La démarche est de plus en plus faible : au

bout d'une demi-heure, elle est chancelante; l'animal reste couché. Respiration plus fréquente; les conjonctives sont très injectées; larmoiement.

2 h. 40. L'animal reste toujours étendu; impuissance complète des membres et diminution très manifeste de la sensibilité.

2 h. 45. Le pouls est considérablement ralenti et dépressible; 50 pulsations à la minute, la pupille semble plus contractée qu'à l'état normal.

3 h. Afin de voir si les pneumogastriques exercent une influence sur ce ralentissement dans les battements du cœur, on les sectionne au cou. — Quelques mouvements d'agitation. Le sympathique au cou, chez le chien, se trouvant intimement accolé au pneumogastrique, il a été compris dans la section et l'on a une forte contraction pupillaire.

Le pouls, d'abord très précipité, reste à 72, et à 3 h. 15 la mort arrive. Le cœur s'est arrêté en systole, il est très dur et contient très peu de sang. C'est à peine si l'on peut introduire le doigt dans l'un ou l'autre des ventricules. Conservation parfaite de la contractilité électrique musculaire.

Avant d'émettre aucune interprétation, nous avons voulu nous assurer si ces phénomènes observés se passaient d'une manière constante, et si la dose d'arsenic injectée dans la veine exerçait une influence sur le production.

Expérience III. — Nous avons alors injecté dans la jugulaire d'un jeune chien, de taille moyenne et d'un poids de 6 kil. 10 gr. d'arséniate de soude en solution. Avant l'expérience : pouls, 120; temp., 38.

2 h. 15. Grande irrégularité du pouls au moment de l'injection; quelques mouvements convulsifs.

Rendu à sa liberté, l'animal marche comme le précédent; un peu d'agitation, quelques cris, pas de vomissements.

2 h. 45. Impuissance musculaire de tous les membres, l'animal ne peut exécuter aucun mouvement et reste couché ; pupille dilatée.

3 h. Le pouls, de 120 qu'il était est descendu graduellement à 40. Afin de voir si ce ralentissement du pouls est sous l'influence d'un trouble dans la respiration, qui est elle-même très lente, on pratique la respiration artificielle ; le pouls remonte à 48, mais pour diminuer de nouveau.

3 h. 05. Pouls, 44, mou et dépressible ; température, 35,4 ; la pupille paraît moins dilatée. — Mort à 3 h. 10.

Les phénomènes, dans cet empoisonnement, se sont présentés comme précédemment, encore mieux accentués, il est à remarquer que sous l'influence d'une dose cinq fois plus grande, la mort est arrivée au bout du même laps de temps.

Sans doute, quelle que que soit la quantité de poison introduite dans le sang, il faut un temps déterminé pour que la dose toxique passe du sang dans les éléments anatomiques.

Expérience IV. — Dans la jugulaire d'un jeune chien d'un poids de 7 kil. 500, nous avons injecté, cette fois, une solution contenant 0,50 seulement d'arséniate de soude.

Avant l'expérience, la température était de 38,6 ; le pouls à 124. A 3 h. 40, on pousse l'injection. Troubles circulatoires, battements du cœur très précipités ; le pouls monte à 140.

4 h. Dilatation de la pupille. Température, 38,5 ; le pouls est descendu à 110 ; deux vomissements, une selle.

4 h. 10. T., 38,2. P., 100.

4 h. 20. T., 38,1. P., 80.

4 h. 30. Affaiblissement général ; l'animal paraît marcher avec peine. La température et le pouls ne baissent plus.

5 h. 30. Pas d'aggravation dans l'état général.

Le lendemain, l'animal a repris sa vigueur primitive. Le pouls est remonté à 120.

La dose de 0,50 n'a point été toxique. A part cela, nous avons les mêmes résultats que précédemment, mais moins accusés. Nous n'avons pas eu une aussi forte diminution dans la fréquence du pouls. La température n'a pas présenté de variations sensibles.

Il paraît donc résulter de ces expériences que l'arsenic introduit à hautes doses dans le sang produit une dilatation des petits vaisseaux, une diminution considérable dans la fréquence du pouls et des battements du cœur.

Que devenait la tension vasculaire dans de semblables conditions? D'après la théorie d'Hermann sur les rapports de la pression vasculaire et des mouvements du cœur, la tension devait être diminuée, et c'est ce que nous a montré l'expérience suivante :

Expérience V. — On injecte dans la jugulaire d'un chien mouton une solution contenant 1 gr. d'arséniate de soude.

3 h. 15. Avant l'expérience, le pouls est à 148.

La tension moyenne prise dans l'artère fémorale est de 150mm.

3 h. 28, Pouls, 160. Tens. vas., 170. Injection, agitation.

3 h. 23. — 130. — 150.

3 h. 30. — 120. — » La pupille est très dilatée.

3 h. 35. Un caillot s'étant formé dans la canule, on est obligé de replacer l'appareil.

3 h. 45. Pouls, 100. La pupille est moins dilatée.

4 h. 10. — 100. Tens. vas., 120.

4 h. 15. Nouveau caillot dans la canule.

4 h. 25. Pouls, 90. Tens. vas., 105.

4 h. 30. Un caillot vient encore obturer la canule ; ligature de l'artère. L'animal fait quelques pas, puis se couche et meurt dans la soirée.

La diminution de la tension vasculaire que nous venons d'observer est en rapport avec la dilatation des petits vaisseaux que nous avons constatée directement dans notre première expérience. Ces phénomènes, joints aux modifications moins nettes, il est vrai, du côté de la pupille, nous autorisent à penser que l'arsenic a exercé une action sur les nerfs vasculaires.

De même que nous avons vu dans tous les empoisonnements que nous avons faits, la paralysie du système moteur avec abolition de la sensibilité (les nerfs et les muscles conservant une excitabilité parfaite) ; de même, disons-nous, l'arsenic nous a paru agir sur le centre vaso-moteur, déterminant une parésie des vaso-constricteurs, et par suite, une dilatation vasculaire avec diminution de la pression.

Quant au ralentissement considérable du pouls et des battements de cœur, il tient sans doute à une action directe, tout à fait analogue, exercée sur les nerfs cardiaques. On ne peut voir, en effet, dans ces phénomènes observés du côté du cœur, une conséquence des troubles vasculaires, car si on étudie les rapports des battements du cœur et de la pression vasculaire, il est naturel de penser que, par le fait de la diminution de pression, les résistances diminuant, le cœur doit avoir moins de travail à effectuer, et doit se contracter plus souvent. c'est du reste ce que Marey avait formulé d'une manière trop générale, en disant : « Le nombre des battements du cœur varie en sens inverse de la pression, » Loi, dit M. Onimus qui n'est point toujours vraie.

L'arsenic exerce donc aussi une action sur l'innervation même du cœur, action dépressive, paralysante des nerfs accélérateurs, qui ne peut être attribuée, soit à une excitation des pneumogastriques, soit à un trouble respiratoire.

La section des pneumogastriques dans notre 2me expérience, section qui n'a pas empêché le ralentissement des bruits du cœur, nous permettait déjà de penser que les nerfs accélérateurs étaient surtout intéressés. Néanmoins nous avons répété cette expérience, et elle a confirmé nos vues.

Expérience VI. — A 9 h. 15, on sectionne les deux pneumogastriques au cou chez un chien de forte taille.

On constate les phénomènes dus à la section du sympathique, qui a été faite en même temps. Agitation ; le pouls qui était à 130 avant l'expérienceno peut plus être compté.

3 h. 40. Les battements du cœur sont plus calmes et plus réguliers ; ils paraissent stationnaires à 176.

Injection de 2 gr. d'arséniate de soude dans la veine.

3 h. 45. P., 160.
3 h. 50. P., 156.
4 h. P., 140.
4 h. 10. P., 136.
4 h. 15. P., 120.
4 h. 20. P., 110.
4 h. 30. P., 100.
Mort à 4 h. 35.

Pour vérifier si la respiration jouait un rôle dans la marche de ces phénomènes circulatoires, avec un appareil approprié, nous avons pratiqué la respiration artificielle et nous avons constaté le même ralentissement dans les battements du cœur ; dans un empoisonnement par 2 gr. d'arséniate de soude.

Nous sommes donc autorisé à penser que ce ralentissement dans les bruits du cœur ne tient point à une excitation des nerfs d'arrêts d'origine centrale, mais plutôt à une parésie des nerfs accélérateurs, phénomène tout à fait analogue à ce que nous avons observé du côté des petits vaisseaux.

Malgré les résultats que ces expériences nous ont donnés, nous n'oserions point, dans une aussi difficile question, formuler encore une affirmation. Pour qu'elles entraînent la certitude, nous voudrions les répéter et en faire bien d'autres encore. On ne saurait trop se prémunir contre les causes d'erreurs si nombreuses lorsqu'on expérimente sur l'être vivant, chez qui les phénomènes observés dépendent souvent d'influences multiples et deviennent parfois si complexes. Aussi, tout en étudiant la pathogénie des éruptions arsenicales, nous n'avons encore sur la question, et nous tenons à l'exprimer ici, que des vues, qui bien que très fondées, ne nous permettent que de poser le problème, sans le regarder comme résolu : l'action de l'arsenic sur les nerfs vasculaires et cardiaques ne nous paraît point complètement élucidée.

Nous aurions été heureux de faire d'autres expériences que des études ultérieures nous permettront de réaliser. L'écoulement du sang par la veine de la glande sous maxillaire avant et après la section de la corde du tympan dans un empoisonnement arsenical, nous eût donné des renseignements précieux par ses changements de couleur et de quantité. Voir enfin si la coloration du sang veineux était modifiée, si la veine jugulaire présentait des battements isochrones aux systoles cardiaques sous l'influence de l'arsenic, eût été d'un grand in-intérêt dans l'étude de notre sujet.

CONCLUSIONS

De l'ensemble de ce travail, nous croyons pouvoir résumer les conclusions suivantes :

1° L'existence des éruptions arsenicales est non seulement incontestable, mais on peut dire que de toutes les éruptions médicamenteuses, elles présentent les formes les plus variées ;

2° Au nombre de ces variétés on peut citer le zona, forme exceptionnelle d'éruption pathogénétique ;

3° Ces éruptions arsenicales, rares à doses thérapeutiques ordinaires, se rencontrent plus souvent à doses élevées ; elles sont très fréquentes à doses toxiques ;

4° Comme elles surviennent surtout au milieu des signes d'intolérance, tels que : embarras gastrique, enrouement, conjonctivite, modifications du pouls, etc., nous dirons, avec M. le professeur Gailleton, qu'elles doivent être une indication, non pas de supprimer le médicament, mais d'en diminuer progressivement la dose ;

5° Elles sont favorisées dans leur évolution par l'état

diathésique des sujets; c'est ainsi qu'elles se montrent bien plus souvent chez les dartreux que chez les autres malades traités à l'arsenic ;

6° Si l'irritation locale exercée sur la peau par le médicament lors de son élimination, existe et joue un rôle dans la production de ces éruptions, on ne peut nier l'influence manifeste du système nerveux, dont un état particulier constituerait la cause prédisposante ;

7° Nous pouvons dire, enfin, que l'arsenic paraît agir sur le sympathique, y exerçant une action qui doit au moins favoriser la production des éruptions.

TABLE DES MATIÈRES

Lyon. — Imp. Pitrat aîné, rue Gentil, 4.

www.ingramcontent.com/pod-product-compliance
Ingram Content Group UK Ltd.
Pitfield, Milton Keynes, MK11 3LW, UK
UKHW021313190726
13839UKWH00007B/1208

9 782329 376912